HOPITAL LARIBOISIÈRE

Service de M. le Professeur BERGER

OBSERVATION PRÉSENTÉE
A L'ACADÉMIE DE MÉDECINE DE PARIS

Séance du 9 mars 1897

SQUELETTE NASAL

PERFECTIONNÉ

PAR

Le Professeur GOLDENSTEIN

CHIRURGIEN-DENTISTE

Médecin de la Faculté de Paris

Membre de la Société odontologique de France.

QUATRE PLANCHES PHOTOGRAPHIÉES DANS LE TEXTE

PARIS

ANCIENNE LIBRAIRIE GERMER BAILLIÈRE ET Cie

FÉLIX ALCAN, ÉDITEUR

108, boulevard Saint-Germain, 108

1897

SQUELETTE NASAL

PERFECTIONNÉ

HOPITAL LARIBOISIÈRE

Service de M. le Professeur BERGER

OBSERVATION PRÉSENTÉE
A L'ACADÉMIE DE MÉDECINE DE PARIS
Séance du 9 mars 1897

SQUELETTE NASAL PERFECTIONNÉ

PAR

Le Professeur GOLDENSTEIN
CHIRURGIEN-DENTISTE
Médecin de la Faculté de Paris
Membre de la Société odontologique de France.

QUATRE PLANCHES PHOTOGRAPHIÉES DANS LE TEXTE

PARIS
ANCIENNE LIBRAIRIE GERMER BAILLIÈRE ET Cie
FÉLIX ALCAN, ÉDITEUR
108, boulevard Saint-Germain, 108

1897

SQUELETTE NASAL

PERFECTIONNÉ

Le plus commun des mortels sait que, par sa position au milieu du visage, le nez joue un rôle important au point de vue esthétique et physiologique; mais il peut ignorer qu'en France et dans tous les pays, les chirurgiens et les médecins les plus célèbres se sont occupés des restaurations faciales et nasales, surtout depuis le commencement de ce siècle, comme nous le verrons après l'observation qui va suivre.

On sait que la perte du nez peut être causée par une brûlure, une blessure, une affection rongeante, un cancer, la gangrène, la scrofule, le lupus, la syphilis tertiaire, etc.

L'infirmité de notre malade est due à l'un des accidents que je viens d'énumérer. Son observation se résume en peu de mots, la voici :

A. Madeleine, âgé de vingt-cinq ans, en bonne santé, était à Lyon en 1893; voulant se suicider, il se tire un coup de revolver de bas en haut dans la direction du sternum ; il fait sauter ainsi :

1° Le corps de sa mâchoire inférieure;

2° Les deux tiers antérieurs de la voûte palatine;

3° Le vomer;

4° Les deux os propres du nez dont les débris adhèrent encore aux parties molles déchirées.

Toute la charpente solide du nez a ainsi disparu.

Le blessé est conduit à l'hôpital dans le service du professeur Ollier, assisté de mon distingué confrère de Lyon, le docteur Martin, qui lui place une charpente métallique pour soutenir les parties molles.

Le malade va assez bien pendant un certain temps, mais en octobre 1894, se trouvant à Paris, la douleur se manifeste dans la plaie et il entre à l'hôpital Lariboisière.

État actuel.

A. Madeleine ne respire pas du côté de la narine gauche, car elle est obstruée par la plaque métallique faisant partie de la charpente.

A droite, au niveau de l'os propre du nez, un point sphacélé se rattache à un fond gangréneux, et on voit une surface métallique ayant l'étendue d'une grosse lentille; c'est la portion supérieure de la charpente placée au moment de l'accident.

Dans cet état, l'intervention chirurgicale est donc jugée indispensable; mais le chirurgien, malgré sa grande habileté, ne peut atteindre seul un résultat favorable.

En effet, le squelette nasal manquant au malade, la reconstitution du nez avec les parties molles seulement est impossible.

Il faut donc, avant d'entreprendre l'opération, construire un squelette nasal; théoriquement, la chose peut paraître aisée, mais pratiquement il n'en est pas de même, car cette confection préliminaire, intimement liée à l'opération chirurgicale, présente certaines difficultés à cause des altérations anatomo-pathologiques de la région; car un squelette nasal, préliminairement prêt à être appliqué dans notre cas, sera-t-il en rapport exact avec la région qui lui est destinée? Ne sera-t-il pas trop court ou bien trop long, trop large ou trop étroit? Et ce n'est pas tout, il faut le fixer solidement sur les os restants de la face du malade... Quel est au juste l'état du système osseux au-dessous de la couche cutanée? Nous ne le savons pas.

D'après ce qui précède, on comprend facilement qu'il faut à l'avance la conception et la construction d'un appareil pouvant s'allonger, se raccourcir, s'élargir, se rétrécir, immédiatement, à volonté et enfin être fixé pendant que le malade est encore sous l'influence du chloroforme.

Les deux tiers antérieurs du maxillaire supérieur ayant été emportés, j'ai dû placer la partie inférieure de mon appareil dans la région des fosses nasales où il est fixé sans aucune perforation, tandis que, par sa partie supérieure, il est fixé par une seule perforation pratiquée au niveau de l'épine frontale et qui possède deux ouvertures, comme on le verra plus loin.

A la fin d'octobre 1894, M. le professeur Berger

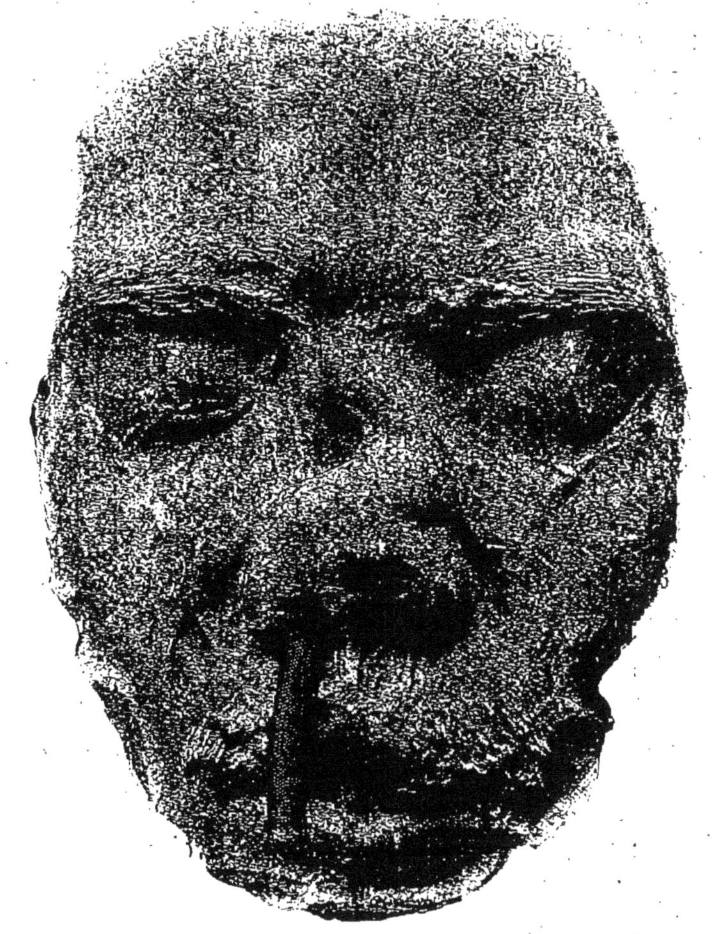

Fig. 1. — Moulage primitif.

me présente le malade dans le lit 21 de la salle Chasségnac; je commence par prendre un moulage en plâtre de la face qui la représente telle qu'elle se trouve. Ce moulage est photographié, le voici :

A vrai dire, il ne me trace pas le *modus faciendi* avec précision pour la construction du squelette nasal; mais il a son but et son utilité au point de vue esthétique et surtout comme point de comparaison avec le nouveau moulage qui suivra l'opération et la fixation de mon appareil.

Pour la construction de ce dernier, je me sers d'une tête de squelette normale du même sexe, je supprime les deux tiers antérieurs de la portion alvéolaire de la mâchoire supérieure, ainsi que le vomer et les os propres du nez; de cette façon je m'approche le mieux possible de l'état anatomo-pathologique du malade que j'ai à traiter.

DESCRIPTION DE L'APPAREIL

Mon appareil se compose de deux parties, l'une supérieure, l'autre inférieure.

Première partie.

La première partie, partie supérieure, est une plaquette en platine estampée d'un demi-millimètre d'épaisseur, 13 millimètres de longueur et 4 millimètres de largeur, partant du bord inférieur de l'os nasal droit, montant jusqu'au bord supérieur du même os et se terminant par une lamelle transversale à droite et à gauche, au-dessus de chaque côté latéral de l'épine frontale (nasale supérieure). Cette lamelle est percée à chaque extrémité d'un petit trou et l'espace restant entre les deux trous est de 9 millimètres.

Cette première partie de l'appareil a été estampée d'après un squelette normal; de cette façon, j'ai obtenu une coaptation précise avec la région qui lui est destinée (la suture frontale avec les os propres du nez).

Deuxième partie.

Pour la partie inférieure, deuxième partie, j'ai estampé une autre plaque à convexité antérieure, ayant la forme des deux ailes du nez, dont le milieu (centre des deux ailes) se prolonge de bas en haut pour se terminer à 4 millimètres de distance de la suture naso-frontale.

Moyen de réunion des deux parties de l'appareil.

Dans la concavité de la face postérieure du nez, j'ai soudé deux colonnes creuses (charnières) longues de 2 centimètres, accolées l'une à l'autre, ayant la direction de la cloison et se terminant inférieurement en biseau à orifices fermés. Supérieurement, les deux orifices sont ouverts pour recevoir deux tiges solides pénétrant exactement dans leurs profondeurs et soudées elles-mêmes à la partie supérieure de l'appareil. De la sorte, les deux parties de mon appareil, estampées primitivement l'une sur l'autre, se trouvent très intimement unies et peuvent glisser l'une dans l'autre

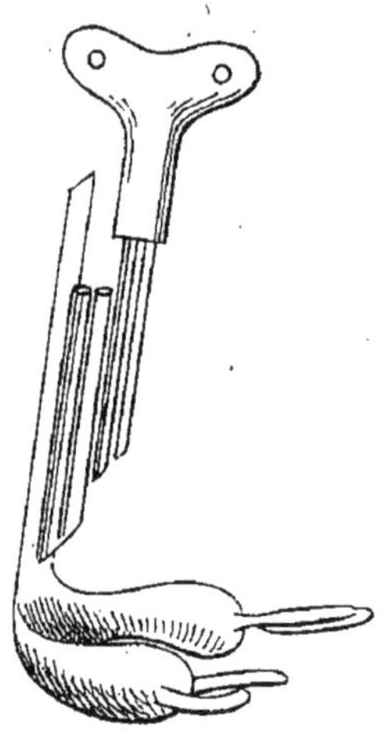

Fig. 2. — Appareil nasal vu par sa face postérieure.

pour permettre l'allongement ou le raccourcissement du nez ; un point d'arrêt le fixe à la longueur voulue.

Fixation de la partie inférieure de l'appareil.

Le nez se trouve fixé à sa base par quatre branches longues de 12 millimètres environ, en fil de platine demi-rond, très solide, mais néanmoins flexible à la pince ; deux branches sont à droite, deux sont à gauche.

Les deux branches postérieures, solidement soudées à la surface du bord postérieur des ailes du nez, s'ajustent par leur surface demi-ronde à la concavité du plancher des fosses nasales, au commencement de l'apophyse montante du maxillaire supérieur.

Les deux branches antérieures, de 2 millimètres plus longues chacune, sont soudées au bord antérieur des ailes du nez ; leur surface plate est en contact immédiat avec la portion alvéolaire antérieure du maxillaire supérieur, la surface ronde correspond aux parties molles.

La disposition de ces branches laisse naturellement entre elles un espace triangulaire vide, dont la base regarde le bord tranchant latéral de l'orifice nasal. Cette disposition permet de rapprocher ou d'écarter chacune des branches isolément, de les baisser, de les monter selon les exigences de la région et aussi, avantage immense, de pouvoir placer plus en avant, ou plus en arrière, la totalité de la charpente nasale.

Fixation de la partie supérieure.

Pour fixer l'appareil à sa partie supérieure, j'ai pratiqué une perforation à concavité antérieure de l'os frontal dont les ouvertures correspondent très exactement aux deux petits trous, déjà décrits, de la lamelle transversale. Un fil de platine de 1 millimètre d'épaisseur pénètre dans l'un des trous de la lamelle métallique, traverse l'os et sort d'arrière en avant par le trou du côté opposé. Le fil est coupé, laissant à chaque extrémité une longueur de 4 millimètres et replié sur lui-même de dehors en dedans, de façon que les deux bouts se rencontrent. Ils sont appliqués

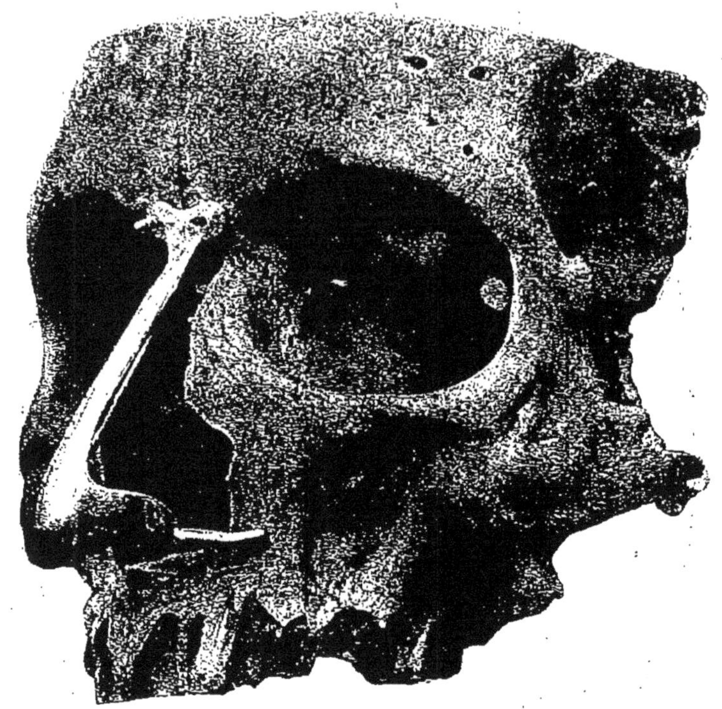

Fig. 3. — Appareil nasal appliqué sur le squelette normal qui a servi à sa construction.

intimement contre la lamelle par un peu d'aplatissement et de polissage.

L'appareil ainsi construit est en platine iridié d'une solidité irréprochable.

Poids de l'appareil, 10 grammes.

Les soudures sont faites à l'or fin, pour éviter toute oxydation possible.

Le malade a été opéré le 17 novembre 1894 sans le moindre accident consécutif; aujourd'hui il est guéri de son infirmité, il peut même se moucher.

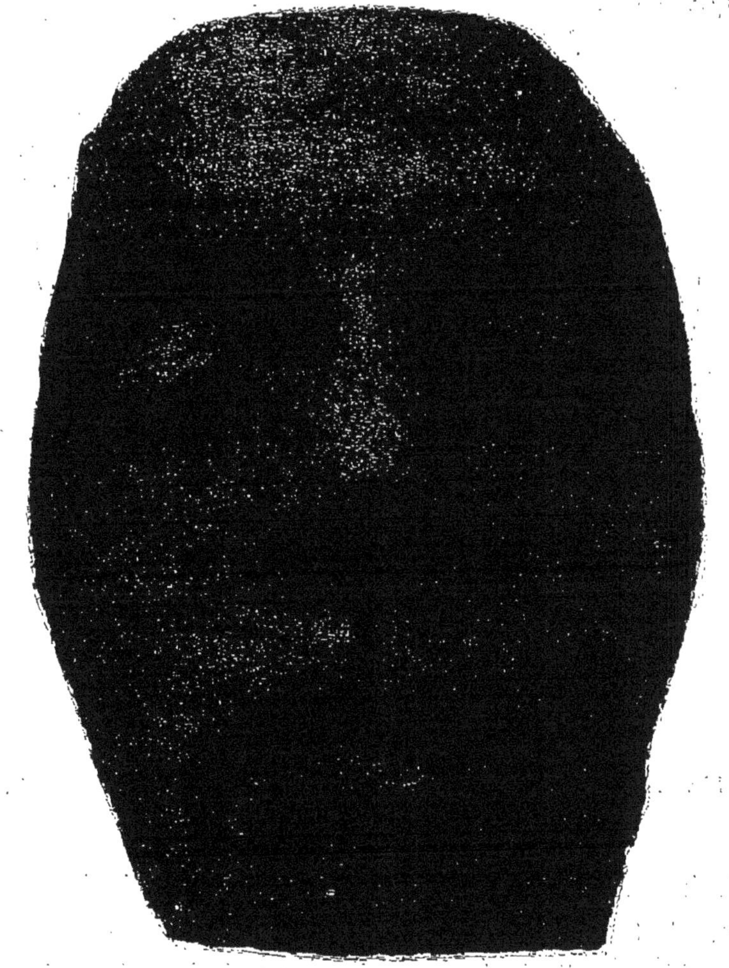

Fig. 4. — Moulage après l'opération.

Ci-joint la photographie de l'état actuel du moulage de l'opéré : mars 1897.

Toutes les opérations chirurgicales ont leur histoire

plus ou moins récente; la rhinoplastie, l'autoplastie doivent être rappelées ici; mais la première, beaucoup plus ancienne, va nous occuper surtout et nous fournir des faits qui appartiennent à la seconde.

HISTOIRE DE LA RHINOPLASTIE

CHIRURGICALE

L'histoire des opérations chirurgicales de la rhinoplastie est très curieuse, elle remonte à une époque fort ancienne et c'est dans l'Inde qu'elle a pris naissance, afin de remédier aux mutilations ordonnées par les lois qui, dans ce pays, condamnaient souvent les coupables à la perte de leur nez.

Les prêtres indiens ont été ainsi conduits à pratiquer les premiers l'opération consistant à tailler sur la peau du front un lambeau de forme convenable et tenant encore par un pédicule, vers la racine du nez, à la peau restée saine; de telle sorte que la torsion de ce pédicule pouvait permettre à la face et aux bords encore saignants de ce lambeau d'être appliqués sur la plaie avivée résultant de la section de l'organe.

On a quelquefois fait usage des parties de tégument complètement détachées de la région fessière, soit de l'individu mutilé lui-même, soit d'un autre sujet; dans ce dernier cas, on frappait préalablement la peau de cette région à coups redoublés avec la semelle d'une pantoufle, de manière à bien la tuméfier, dans l'idée de favoriser l'adhésion avec la plaie ravivée résultant de la mutilation nasale.

L'occasion de réparer le nez se présentait beaucoup plus souvent qu'aujourd'hui (Velpeau, *Médecine opératoire*, t. Ier, p. 630).

Le pape Sixte-Quint infligeait aux voleurs le supplice de la perte du nez.

En France, en Angleterre, en Allemagne, les mutilations de cette nature étaient relativement communes. C'est ainsi que la rhinoplastie commença à se répandre et fut pratiquée par Celse, Galien, etc.

Au milieu du XVIe siècle, une belle application rhinoplastique était faite par un chirurgien français, Pierre Franco; viennent ensuite Branca, puis Tagliacozzi, chirurgien bolonais. Les travaux de ce dernier, de 1585 à 1597, furent publiés dans un ouvrage qui parut à Venise et fit connaître les ressources de la chirurgie réparatrice.

Eh bien, malgré l'éclat des succès de Tagliacozzi, et quoique la rhinoplastie à cette époque répondît à un besoin restreint aujourd'hui par les progrès de la civilisation, malgré cela, dis-je, il y eut parmi les contemporains et les successeurs du chirurgien italien des opposants et des partisans de la rhinoplastie. Parmi les premiers citons : Géromé, Fallope, Ambroise Paré; parmi les derniers : Griffon, Alex. Rosenstein.

Tagliacozzi, pour faire un nez, prenait au bras le lambeau de peau nécessaire pourvu de son pédicule;

un bandage approprié maintenait ce membre sur la région nasale pendant vingt ou vingt-cinq jours...

Quel supplice!

Le chirurgien de Bologne, suivant les circonstances, faisait des transplantations; il se servait du nez d'un supplicié, il tenta même d'utiliser la peau de quelques animaux domestiques; il raisonnait les chances de son opération et il réussissait souvent. Mais ses imitateurs, moins adroits, moins minutieux, compromirent ses procédés, comme cela arrive ordinairement dans les cas difficiles; ce qui réussit à l'un ne réussit pas à l'autre.

Vers 1801, le docteur Poonah publiait l'observation d'un Indien auquel il avait fait un nouveau nez solide et vivant, avec la peau du front.

Quelque temps après, Thomas, Findley et Jacques Cruse assistèrent à Bombay à une opération du même genre, exécutée par le docteur Lucas en 1803, avec un insuccès complet.

Graefe, de 1810 à 1834, imitant Tagliacozzi avec quelques modifications opératoires, prenant la peau à l'avant-bras en prescrivant la même durée de torture, donna à son procédé le nom prétentieux de méthode allemande. On compte d'ailleurs les succès obtenus par cette méthode.

Velpeau opéra un jeune homme dont la presque totalité du nez avait été détruite par la syphilis; dans cette observation, trop tôt publiée, on pouvait lire un succès complet, mais quelques mois après, le nez était devenu bien mince et contrastait horriblement avec le reste de la figure qui était très bien nourrie (Velpeau, *Médecine opératoire*, t. Ier, p. 641).

Dionis, dont le cours d'opérations chirurgicales représentait bien l'enseignement classique, à son époque, relate deux faits de remplacement de nez et de restauration par la méthode italienne. « Je crois, dit-il en terminant (p. 492 de la deuxième édition, 1714), ces histoires apocryphes et je les prends plutôt pour des contes faits à plaisir que pour des faits véritables. »

A la même époque, Garengeot était traité de menteur quand il affirmait avoir vu un chirurgien barbier du nom de Galin, qui avait ramassé dans la boue le nez d'un soldat, l'avait lavé, réappliqué et l'avait fait reprendre.

Fioraventi répondait aux incrédules : Allez visiter le seigneur Andréas, à Naples. Chacun le connaît; il vous dira que, me trouvant sur le lieu lors de son accident, je ramassai son nez tombé sur le sable, je le nettoyai et le replaçai de mon mieux; vous ne douterez plus d'un fait aussi bien démontré.

L'histoire a ensuite réhabilité la vérité de Garengeot, injustement accusé de menteur.

(C'est sans doute de là que vient le proverbe : menteur comme un arracheur de dents.)

Garengeot était l'inventeur de la clef pour arracher les dents.

En 1873, Georges Martin publia une thèse sur la durée de vitalité des tissus avec vingt-sept cas de replantation du nez complètement séparé.

Nous savons d'ailleurs que la suppression du nez par un coup de brette est un accident commun en Allemagne ; la replantation se fait et réussit dans la majorité des cas.

D'après tout ce qui précède, nous sommes conduit à conclure que la replantation du nez est une opération que le chirurgien doit toujours faire ; il n'en est pas de même de la rhinoplastie qui est une opération complètement différente ; revenons à cette dernière.

En France, Larrey, Dupuytren, Delpêche, Roux, Lisfranc, Velpeau, Gerdy et toute l'école chirurgicale de cette époque s'adonnèrent avec un enthousiasme passionné à la pratique de la rhinoplastie. Ces expériences et les résultats de tous ces chirurgiens de grand talent, disons la vérité, n'ont abouti qu'à des insuccès et à des déceptions.

Celse, grand observateur, avait formulé le précepte et décrit le manuel opératoire d'où est née la méthode française.

Une des premières rhinoplasties par déplacement est due à Larrey (1820). Dix ans plus tard, Diefenbach eut l'occasion de la pratiquer ; ensuite, Serre, de Montpellier, publia son traité sur l'art de restaurer les difformités de la face (1842, t. Ier). Cet ouvrage remarquable est un énergique plaidoyer en faveur de la méthode française ; il n'a pas eu de peine à faire justice des prétentions à la priorité que formulait le chirurgien berlinois.

De nos jours, quand le chirurgien tente de faire de

la rhinoplastie, c'est entre la méthode indienne et la méthode française qu'il fait son choix.

Un de nos plus illustres chirurgiens, le professeur Verneuil, a déjà, en 1837, dans la *Gazette hebdomadaire de médecine et de chirurgie*, page 843, exprimé les idées suivantes : le progrès à réaliser dans l'art ne consiste pas dans la découverte de nouveaux procédés par l'imagination ingénieuse des chirurgiens. Un grand but à poursuivre, *c'est d'adapter telle ou telle opération à la nature de l'altération qui nécessite l'exérèse et la réparation organique.*

Dans la plupart des opérations chirurgicales, l'anatomie pathologique régit le choix des ressources et domine de haut les questions opératoires. C'est là l'axiome de toute la question.

L'histoire de la rhinoplastie et ce que nous avons pu voir pendant bien des années dans les hôpitaux nous permettent de conclure que la rhinoplastie *partielle*, l'autoplastie et la replantation du nez peuvent donner de bons résultats au chirurgien, tandis que la rhinoplastie totale, sans squelette nasal, ne lui donnera que des résultats déplorables, car la forme sculpturale du nez fera défaut et avec elle disparaîtront aussi la symétrie et l'harmonie du visage.

Si, au contraire, le chirurgien a à sa disposition un squelette nasal bien compris et bien exécuté pour chaque cas particulier, et si avec cela il sait calculer à l'avance les effets de la rétraction cicatricielle des tissus pour réserver à cette rétraction la part qui lui revient à la suite de l'opération, la guérison devra s'effectuer sans la moindre pression sur le squelette naturel ou artificiel sous-cutané et le succès peut être assuré à l'avance dans l'état actuel de la science.

En 1888, nous eûmes l'occasion de voir un Russe auquel Langanbeck avait refait un nez par la méthode indienne; l'opération fut pratiquée à différentes reprises... Eh bien, ce Russe avait au milieu du visage un moignon qui ressemblait bien mieux à une petite pomme de terre mal formée, qu'à un nez, une narine mal placée et l'autre nulle, une large et horrible cicatrice au front indiquait la prise de l'étoffe pour cette misérable confection.

Ainsi nous venons d'examiner trois méthodes de rhinoplastie chirurgicale :

1° La méthode indienne pratiquée d'abord par les prêtres de ce pays et ensuite par les chirurgiens les plus distingués des autres pays ;

2° La méthode italienne dont le représentant le plus célèbre est Tagliacozzi, qui a eu aussi des successeurs distingués ;

3° Nous avons enfin la méthode française pratiquée par nos plus illustres chirurgiens.

Et néanmoins les résultats déplorables dominent partout, lorsqu'il s'agit de la rhinoplastie totale ou même de la partielle, si toute la partie cartilagineuse et osseuse a été enlevée comme dans notre observation.

Que reste-t-il à faire alors?... Perfectionner la prothèse.

C'est ce que nous avons tenté avec notre nouvel appareil.

13479. — Lib. Imp. réunies, 7, rue Saint-Benoît, Paris.

www.ingramcontent.com/pod-product-compliance
Ingram Content Group UK Ltd.
Pitfield, Milton Keynes, MK11 3LW, UK
UKHW022207190726
13855UKWH00004B/1657

9 782013 071307